ANNALES D'OCULISTIQUE

FONDÉES

par CUNIER en 1838 et continuées par WARLOMONT —

PUBLIÉES PAR LES DOCTEURS

MORAX — SULZER — VALUDE
DUPUY-DUTEMPS
GALLEMAERTS ROCHON-DUVIGNEAUD

Octobre 1910

EXTRAIT

Dr R. COULOMB

Les fabricants d'yeux artificiels
(depuis les temps anciens jusqu'au milieu du XIXe siècle)

PARIS

Rédaction.	*Administration.*
Bureau du Journal, 26, Brd Raspail (7e)	O. DOIN et fils, 8, Place de l'Odéon (6e)

Les Annales d'Oculistique paraissent mensuellement et forment tous les ans deux volumes de 500 pages environ.

PRIX DE L'ABONNEMENT : PARIS, PROVINCE, UNION POSTALE : 20 FR.

PRIX D'UN NUMÉRO : 2 FR.

LES FABRICANTS D'YEUX ARTIFICIELS

(DEPUIS LES TEMPS ANCIENS JUSQU'AU MILIEU DU XIXe SIÈCLE),

par le Dr **R. Coulomb**.

L'histoire de l'œil artificiel est assez mal connue et il est de longues époques pendant lesquelles nous ne possédons aucune indication précise sur le sujet qui nous intéresse.

Ainsi, entre les applications *artistiques* que nous appellerons la *prothèse statuaire* et qui remontent au ve siècle avant Jésus-Christ et l'usage *utilitaire* de l'œil artificiel, la *prothèse chirurgicale*, il s'est écoulé un temps dont nous ignorons la durée.

Il nous a paru intéressant de rechercher dans les textes anciens quels avaient été les spécialistes s'étant fait remarquer dans la fabrication des yeux artificiels.

Dans l'antiquité romaine, nous avons trouvé deux inscriptions se rapportant à notre sujet.

C'est d'abord celle-ci, trouvée à Florence, dans la villa Strozzi, et qui concerne un *statuarum oculorum repositor* :

M·RAPILIUS·SERAPIO·HIC
AB·ARA·MARMOREA
OCULOS·REPOSUIT·STATUIS
QUA·AD·VIXIT·BENE (1)

Spon nous apprend en effet que, dans les statues romaines, les yeux étaient quelquefois faits d'une autre matière que la statue elle-même ; par exemple, des statues de bronze avaient des yeux d'argent et c'est tout spécialement cet art que cultivait ce Marcus Rapilius Serapio dont, d'autre part, le métier était de fabriquer des autels de marbre.

On a retrouvé à Rome une autre inscription qui nous inté-

(1) Cette inscription est citée par : JACQUES SPON, *Miscellanea eruditae antiquitatis.* Lyon, 1685, sect. VI, p. 232 ; RAPHAEL FABRETTI, *Inscriptionum antiquarum descriptio.* Rome, 1699, p. 641, n° 357 ; A.-F. GORI, *Inscriptiones antiquæ quæ exstant in Etruriæ urbibus.* Florence, 1726, I, 406, 215 ; FORCELLINI, *Totius latinitatis lexicon,* édit. de Vit. Prato, 1868, t. IV, p. 386 ; CASP. ORELLI, *Inscriptionum latinarum selectarum.* Zurich, 1828, 4224 ; *Corpus inscriptionum latinarum.* Berlin, 1882, t. VI, partie 2, 9403.

resse : elle nous fait connaître le nom d'une *faber ocularius* célèbre, Caïus Licinius Patroclus :

DIS·MANIBUS
L·LICINIO·L·F·STATORIANO
C·LICINIUS·LL·PATROCLUS
FABER·OCULARIARIUS
FRAT·CARISS· F· (1).

Malheureusement il est probable qu'il s'agissait là, non pas d'un fabricant d'yeux artificiels, mais plutôt d'un fabricant d'instruments de chirurgie à l'usage du médecin oculiste, le *medicus ocularius*. C'est du moins l'avis de Frœhner (2) qui rapproche d'*oculariarius* les mots formés de la même manière comme *spectariarius*.

D'ailleurs, cet auteur a sans doute basé son opinion sur celle de Reinesius, célèbre médecin et antiquaire allemand du XVIe siècle, pour qui le *faber oculariarius* n'est autre que celui qui prépare les verres destinés à protéger les yeux ou à améliorer la vision.

Au contraire, pour d'autres auteurs également autorisés comme Orelli, qui cite en ce point l'opinion d'Hagenbach, le *faber oculariarius* serait bien « celui qui fait les yeux d'argent destinés aux statues ».

De même Forcellini affirme que le *faber oculariarius* est « celui qui fabrique les yeux qu'on adapte aux statues ».

« En effet, ajoute-t-il, les anciens avaient la coutume de munir leurs statues, surtout celles qui représentaient des dieux, d'yeux de verre, d'argent ou de pierre. »

Daremberg et Saglio (3) ont la même opinion : « Une pratique constante dans l'antiquité, dit Saglio, consiste à incruster dans les têtes des statues de métal et même de pierre et de marbre, des yeux faits d'autres matières, argent, cuivre, ivoire

(1) Cette inscription est citée par JANUS GRUTER, *Inscriptiones antiquæ totius orbis Romani*, recueillies par J.-B. GROEVIUS. Amsterdam, 1707, p. DCXLV ; CLAUDIUS DAUSQUIUS, *Antiqui novique latii ortographica*. Tourray, 1632, p. 22 ; THOMAS REINESIUS, *Syntagma inscriptionum antiquarum*. Leipzig, 1682, XI, 66 ; FORCELLINI, *Totius latinitatis lexicon*, édit. de Vit. Prato, 1868, t. IV, p. 386 ; CASP. ORELLI, *Inscriptionum latinarum selectarum*. Zurich, 1828, 4185.

(2) FRŒHNER, *Musées de France*, p. 5.

(3) DAREMBERG et SAGLIO, *Dictionnaire des Antiquités grecques et romaines*, art. : *culariarius faber*.

ou os, émail, pierre dure colorée, combinées de manière à leur donner une apparence plus vivante, et il ne manque pas d'ouvrages anciens, surtout en bronze, qui ont encore en place des yeux ainsi rapportés. »

Enfin, pour Muratori (1), c'était un fabricant d'ex-voto.

Woolhouse (2) affirme bien avoir trouvé dans l'histoire d'Ethiopie mention d'un ouvrier qui fit fortune en fabriquant des yeux artificiels en or, mais il omet de dire qui lui a fourni et où il a puisé ce document, et comme l'assertion de cet auteur, qui est lui-même sujet à caution, n'est appuyée sur aucun texte, on ne peut pas la prendre en considération.

Beaucoup plus intéressant est le passage du Talmud (3) où il est dit que Rabbi Ismaël fit faire pour une jeune fille un œil en or. Seulement l'auteur ne nous indique pas le nom de l'artiste ayant confectionné cette pièce de bijouterie.

Malgré toutes nos recherches et celles de nos devanciers, il nous a été impossible de trouver aucun texte ancien se plaçant entre ces époques lointaines et les temps relativement modernes de la Renaissance.

Au temps d'Ambroise Paré, les yeux artificiels étaient en or émaillé. C'étaient sans doute les orfèvres qui les confectionnaient.

Ainsi Benvenuto Cellini (4), guéri probablement d'une ophtalmie syphilitique (1531-32), atteint, puis débarrassé d'une particule d'acier « qui était entrée fort avant dans la pupille » (1547) offrit, en ex-voto, à Sainte Lucie, « pour remercier Dieu de cette bienheureuse guérison », un œil d'or fait avec un écu de France.

Jessenius (5), médecin hongrois, dans un chapitre intitulé *De oculorum, dentium excussorum, palati exesi, linguæ exsectæ, præcisi præputii, amputatæ virilitatis, restitutiones*, nous parle également d'un certain orfèvre Florentin qui, à Venise, fabriquait des yeux artificiels avec beaucoup d'habileté et les vendait jusqu'à six ou sept couronnes.

---

(1) Muratori, *Antiquitates italicæ dissertationes*, p. 24.

(2) Thomas Woolhouse, *Expériences de différentes opérations manuelles et des guérisons qu'il a pratiquées sur les yeux*. Paris, 1711.

(3) Talmud Jerusalmi, *Traité Meddarim*, 8, p. 27.

(4) Benvenuto Cellini, *Œuvres traduites*, par Léopold Leclanché, 2e édit. Paris, 1847, p. 104.

(5) Jessenius, *Institut. Chirurg*. Witteberg, 1601, C. 4, p. 102.

Il ne nous donne pas d'autres renseignements sur son compte.

Dans son rapport à la Société d'ophtalmologie de Paris sur notre présent travail, M. A. Terson signale l'intéressant passage ci-dessous, extrait des œuvres de Fabrice d'Aquapendente (édition française, Lyon, 1674), chapitre XXVI, portant comme titre : *De la playe de l'œil avec effusion de l'humeur vitrée et crystalline :*

« Aussi bien la veüe est entièrement perdue en cette sorte de playe... Il faut rechercher, tant qu'on pourra, la bienséance de la partie en supposant un *œil de verre* en place de celuy qui estoit ; car, par ainsi, on couvre la difformité de ladite partie par un œil artificiel et équivoque qui imite quelquefois si naïvement le naturel que les plus clairvoyans y sont trompez et le prennent pour un véritable œil. *Ces yeux artificiels se font à Venise.* »

A partir du milieu du XVIIe siècle jusqu'au milieu du XIXe, il semble que ce fut seulement en France et plus particulièrement à Paris que l'on cultiva cet art.

Boissonneau (1) nous dit bien qu'au XVIIe siècle, « un Hollandais, supprimant la coque métallique, tenta avec succès le modelage des émaux ramollis à la lampe d'émailleur, puis, qu'employant ces matières concurremment avec le verre, il obtint de celui-ci une parfaite imitation de la cornée ».

Cet artiste, paraît-il, trouva bientôt des imitateurs, soit dans sa patrie, soit à l'étranger. Paris, Venise, Prague, eurent aussi leurs fabricants, mais nous ne possédons sur eux aucun renseignement.

A la fin du XVIIe siècle, on distribuait des prospectus fort curieux. En 1682, Marana (2) nous dit qu'on trouve sur le Pont Neuf, l'endroit alors le plus fréquenté de la ville, « une infinité de gens qui donnent des billets : les uns remettent les dents tombées, et *les autres font des yeux de cristal* ; il y en a qui guérissent des maux incurables : celui-ci prétend avoir découvert la vertu cachée de quelque pierre en poudre pour blanchir et pour embellir le visage. Celui-là assure qu'il rajeunit les vieillards : il s'en trouve qui chassent les rides du front et des yeux, qui font des jambes de bois pour réparer la violence

(1) AUG. BOISSONNEAU, *De l'œil artificiel.* Manuscrit sans date, en ma possession.
(2) JEAN-PAUL MARANA, *Lettre d'un Sicilien à un de ses amis.* Paris, 1883, p. 57.

des bombes ; enfin tout le monde a une application au travail si forte et si continuelle que le diable ne peut tenter personne que les fêtes et les dimanches. »

En 1698, le voyageur anglais Lister (1) raconte qu'il alla visiter l'atelier de Hubins, le fabricant d'yeux de verre. « J'en vis, dit-il, de pleins tiroirs de toutes couleurs, de façon à appareiller n'importe quels yeux, et il faut qu'il en soit ainsi, car la moindre différence serait intolérable. »

Il était célèbre depuis déjà longtemps. En 1673, Spon le plaçait sur la liste de ses curieux : « M. Ubin, dit-il, émailleur, rue Saint-Denys, vis-à-vis la rue aux Ours : thermomètres, baromètres, larmes d'Hollande et autres curiosités (2). »

Suivant Huet qui lui fit faire un anémomètre qu'il avait lui-même inventé, et qui le traite « d'excellent ouvrier (3) », il était Anglais.

C'est lui qui, avant Réaumur, construisit les thermomètres les plus parfaits : « les curieux en conservent encore dans leurs cabinets », écrivait en 1773 l'abbé Jaubert (4).

Hubin était grand ami de Papin dont, en 1674, il avait présenté à l'Académie des sciences l'ouvrage important : *Nouvelles expériences du vuide.*

Il faisait d'ailleurs d'assez fréquentes présentations à cette assemblée et nous connaissons quatre machines exécutées et en partie inventées par le sieur Hubin, émailleur ordinaire du Roy, « par trois feuilles écrites par lui sur ce sujet (5) ».

Cet Hubins, Hubin ou Ubin demeura plus tard rue Saint-Martin et il eut pour concurrent un sieur Le Quin qui demeurait rue Dauphine (6).

Au milieu du XVIIIe siècle, un émailleur célèbre résidait à Nevers. C'est à lui que certains attribuèrent, à tort d'ailleurs, l'invention de l'œil de verre.

« Un émailleur de Nevers, disent Percy et Laurent (7), fit,

---

(1) *Voyage de Lister à Paris en 1698*. Paris, 1873, p. 133.
(2) SPON, cité par EDOUARD FOURNIER, *Le Livre commode*. Paris, 1878.
(3) HUETIANA, Paris, 1722, p. 56.
(4) PIERRE JAUBERT, *Dictionnaire universel des arts et métiers*, 1773, t. I, p. 242 ; t. III, p. 143.
(5) *Le Journal des Sçavans du Lundy*, 17 décembre 1674.
(6) *Le livre commode pour 1692*. Paris, 1692, p. 100.
(7) *Dictionnaire des Sciences médicales*. Paris, 1820, Art. Prothèse, t. XLV, p. 511.

vers 1740, pour une dame dont l'œil atrophié était le siège de fréquentes et douloureuses fluxions, un œil de verre qui les fit disparaître, ainsi que la lippitude à laquelle les paupières étaient depuis longtemps sujettes. Voici quel procédé il employait pour fabriquer cet œil de verre, il traçait au sommet d'une perle blanche soufflée sur un tuyau de pipe un cercle brun ou bleu au centre duquel il plaçait un point noir pour figurer la pupille. Après avoir donné une forme ovale à cette coque de verre, il en ouvrait la partie inférieure et la bordait au feu de la lampe. »

Cette méthode est d'ailleurs la même que celle indiquée par Hazard-Mirault (1). « Des artistes adroits autant qu'ingénieux occupés à donner au verre en fusion des formes plus ou moins agréables ont l'idée de tracer un grand cercle bleu ou brun sur le sommet d'une perle blanche qu'ils tiennent encore exposée au feu. Au centre de ce cercle de couleur, ils placent un point noir, ils donnent à cette petite sphère la forme ovale ; ils ouvrent, coupent et bordent au feu la partie inférieure de ce globe qui prend alors la forme d'une coque et voilà un œil artificiel en verre tel que j'en ai vu plusieurs. »

Ces deux derniers ouvrages sont contemporains et nous ne savons pas quel est celui de ces deux auteurs qui s'est inspiré de la description donnée par l'autre.

Gaujot et Spillmann (2) disent également que cet artiste de Nevers « supprima la plaque métallique et fit des yeux tout de verre peint ».

Jaccoud (3) confirme le fait en le répétant.

A Nevers, où nous nous sommes renseigné, il ne reste plus trace de cet émailleur fameux ni à la mairie, ni aux archives départementales.

A la fin du XVIIIe siècle, Paris vit se succéder plusieurs spécialistes dont la renommée se répandit même à l'étranger puisque Haug (4), un Allemand, dit que, de son temps, les artistes

---

(1) Hazard-Mirault, *Traité pratique de l'œil artificiel*. Paris, 1818, p. 23.

(2) Gaujot et Spillmann, *Arsenal de chirurgie contemporaine*. Paris, 1867, t. II, p. 2.

(3) Jaccoud, *Nouveau Dictionnaire de médecine et de chirurgie pratiques*, t. XXIV. Art. Œil artificiel, signé Rémy.

(4) Phil. Adam Haug, *Dissertatio de oculo artificiali*. Tubingen, 1749.

parisiens avaient acquis une réputation méritée. Le livre de Haug date de 1749.

Gaucher, nous dit Hazard-Mirault (1), était un ouvrier sans talent qui, sous les auspices de feu M. Béquet (2), oculiste distingué par sa modestie autant que par son humanité, représenta en émail quelques maladies de l'œil dont il ignorait même les noms.

Carré et Rho, d'après le même auteur, travaillaient beaucoup mieux l'émail, mais ils ne pouvaient imiter parfaitement la nature qu'ils ne connaissaient pas, qu'ils n'avaient jamais observée.

La collection des maladies d'yeux du cabinet de l'Ecole de médecine de Paris est de Rho ; quelques-unes sont d'un travail assez précieux pour le temps où elles ont été faites et les connaissances très bornées de leur auteur. « M. Rho possédait le secret de remplir avec un œil artificiel l'orbite que recouvrent les paupières après la perte de l'œil naturel et de réparer ainsi une difformité aussi désagréable à voir qu'elle détruit la régularité des traits du visage ».

Il est probable que ce Rho n'était autre que le Raux dont parle une réclame (3) sollicitée sinon payée par lui :

« Raux, émailleur ordinaire du Roi, rue aux Juifs, un des plus habiles et des plus célèbres de la capitale pour les yeux artificiels d'émail, tient une collection précieuse de toutes espèces. Cet ingénieux artiste est parvenu au point d'imiter tellement la nature par la forme, la couleur et le brillant, que lorsque l'œil éteint n'est pas entièrement détruit ou déformé, celui qui le remplace reçoit tous les mouvements du muscle et ne permet plus de distinguer lequel des deux yeux est affecté. Sa générosité et son amour pour le bien de l'humanité le portent même à en donner gratuitement les lundis aux pauvres. »

Il est également permis de supposer que c'est encore de la même personne que parle Thunberg (4), un voyageur et botaniste suédois qui séjourna à Paris du 1er décembre 1770 au 12 juillet 1771 :

(1) Hazard-Mirault, *Traité pratique de l'œil artificiel*. Paris, 1818, p. 32 et 213.

(2) Quelques auteurs ont par erreur cité Béquet comme ayant été un des fabricants d'yeux artificiels de cette époque.

(3) *Almanach Dauphin pour 1777*, 2e partie, p. 20.

(4) C. P. Thunberg, *Voyages au Japon*, traduit par Langle, revu par Lamarck. Paris, 1796, t. I, p. 75.

« Le 12 juin 1771 je fus chez Roux, célèbre émailleur. Il excelle surtout à faire des yeux d'émail, qu'on ne peut absolument distinguer des yeux naturels. Il en représente aussi fidèlement toutes les maladies.

« Pour imiter les différentes couleurs de cet organe, il emploie différents émaux de Venise et les mêle avec des métaux.

« Comme tout le monde n'a pas l'avantage d'être admis dans son atelier, je vais en donner la description.

« Sur une table recouverte d'une plaque de laiton, est un tiroir plein d'huile, avec une fort grosse mèche ; sous cette même table, un soufflet qu'il fait aller lui-même, dont le bout passe à travers la table et se termine par un conduit de verre courbé, qui répond auprès de la lampe ; il s'en sert pour mettre l'émail en fusion. Il commence par mettre le globe de l'œil au bout d'un tuyau de pipe, le cercle s'élargit et on ne le retire que quand il y a un trou pour la cornée qu'il fait avec de l'émail bleu ; il chauffe l'extrémité de cette composition, souffle la cornée et le reste du globe. Il prend ensuite un bâton d'émail bleu mêlé de blanc pour faire des points dans l'intérieur de la cornée ; il en distribue encore de blancs parmi ceux-ci, qu'il entremêle encore de petits traits bleus ou blancs, et fond toutes ces couleurs au feu.

« La prunelle se fait avec un émail noir, dessous lequel se trouve une forte épaisseur de crystal fin, pour rendre la cornée transparente. Toute cette composition prend au feu la forme qui lui convient ; l'artiste retire le tuyau de pipe, après avoir adapté un bâton de cristal à la cornée et l'orbite se forme en dedans.

« Il se sert d'un compas très exact pour arrêter, tout en soufflant, la grandeur de la prunelle et sa convexité. Il enlève de l'œil le superflu qui pourrait nuire à l'accord de toutes les parties et unit les bords en les passant au feu.

« Avant de retirer la pipe, il souffle le globe de l'œil des deux côtés, afin de former les fontaines lacrymales. Quand l'opération touche à sa fin, il colle légèrement un bâton de cristal dans le coin de l'œil et retire celui qui tenait à la cornée ; on souffle pour égaliser les petites cavités qui pourraient être restées. On met enfin l'œil dans un tiroir plein de feu et de cendres chaudes, où il se refroidit insensiblement.

« Cet ingénieux artiste travaille avec des lunettes dans une chambre obscure, dont les volets sont fermés. Devant son feu, est une plaque de métal avec un manche, et dont la partie convexe es tournée du côté du feu.

« Chaque mois, il distribue gratis des yeux aux pauvres, les vend assez bon marché aux personnes peu fortunées, et se fait bien payer des riches. Il y a des yeux depuis un louis jusqu'à vingt-cinq. Les chirurgiens ne les lui paient que six livres la pièce.

« Quand on a eu le malheur de perdre un œil et qu'on peut le remplacer par un autre d'émail, on va chez Roux qui vous en fait un bien semblable à celui qui vous reste. On peut aussi envoyer le dessin par la poste, avec une description bien exacte, et vous pouvez compter sur son exactitude. Alors, il a le soin de mettre de côté les échantillons des émaux dont il s'est servi, les enveloppe dans du papier pour une autre fois.

« Comme l'iris a différentes teintes, il faut en changer la couleur et les nuances, aussi bien que les rayons, le point visuel, les nues et les gerbes.

« Il y a des yeux de différentes grandeurs suivant les divers âges ; il les fait quelquefois avec la corne des ongles ou des griffes de différents animaux ; un œil de cette sorte ne peut servir que trois mois ou six au plus ; alors, il faut le changer parce qu'il doit être usé en partie.

« Les yeux qui représentent les maladies de cet organe se vendent de douze à vingt-quatre livres. Il y en a au moins de cinquante espèces différentes. »

Ce document constitue le premier texte français sur la question, c'est pourquoi nous avons cru bon de le reproduire en entier malgré son étendue.

Raux décéda sans avoir fait d'élève (1). En 1777 il eut du moins un successeur : Auzou.

Ces fabricants d'yeux artificiels avaient pris le titre d'artistes émailleurs et Auzou, aussi bien que Raux, était émailleur du Roi.

« On ne saurait, dit un journal du temps (2), trop faire connaître le talent ingénieux avec lequel cet artiste se rapproche si près de la nature que l'art semble disparaître dès que l'œil artificiel est mis en place. On les voit tous les deux suivre la même direction et faire ensemble les mêmes mouvements. »

Auzou, fils, fut « le seul qui sut véritablement combiner les émaux, quoiqu'il ne se servît comme ses prédécesseurs que de compositions fabriquées en verrerie ».

Il succéda à son père, mais renonça bientôt à cet état pour entrer dans la carrière de l'administration militaire.

C'est encore à la même époque qu'aurait vécu Demmenie le Hollandais, cité par Boissonneau (3), et qui perfectionna le

---

(1) HAZARD-MIRAULT, *Traité pratique de l'œil artificiel*. Paris, 1818, p. 215.

(2) ALFRED FRANKLIN, *Dictionnaire historique des arts, métiers et professions*. Paris, 1906, p. 741.

(3) AUGUSTE BOISSONNEAU, *De l'œil artificiel*, manuscrit sans date, en ma possession.

modelage des émaux à la lampe d'émailleur. « Il eut, dit-il, pour contemporain et copiste fidèle François Hazard, de Paris. »

Cette industrie et d'autres analogues se développèrent alors singulièrement, et L. Prudhomme (1) écrivait en 1804 :

« Si vous voulez savoir jusqu'où l'art est parvenu dans cette métropole, allez chez M. Hazard (il demeurait rue Sainte-Apolline). Au foyer de sa lampe, vous verrez naître le cristallin, l'uvée, l'iris, les veines les plus imperceptibles, et pour ainsi dire, jusqu'au mécanisme admirable de la vision. A midi, vous lui demandez l'œil qui vous manque et après le dîner, vous allez en société avec des yeux parfaitement semblables. »

La vie de Charles-François Hazard est longuement contée dans la notice que lut son neveu, Hazard-Mirault, le 22 août 1813, à la 85e séance publique de l'Athénée des arts (2).

Né le 8 juin 1758 de parents commerçants, il se destina d'abord à la peinture et fut l'élève de Durameau.

Vers 1779, il suivait les cours de dessin à l'Académie et en même temps ceux d'anatomie et de chimie. Ayant appris ensuite à modeler l'émail, il confectionna son premier œil artificiel pour un peintre de ses amis qui n'était pas satisfait de la pièce qu'il portait alors.

Il acquit une grande réputation qui lui valut même l'honneur d'être présenté à la Cour, sous les auspices du chimiste Sage. C'est en 1789 qu'il fit briller dans cette occasion la plus grande dextérité en modelant, sous les yeux mêmes de la Reine, l'image en petit du jeune Dauphin et devant le Roi, un œil en émail de la couleur de ceux de la Reine. Cette faveur d'exercer ses talents en présence d'aussi augustes spectateurs lui mérita le titre *d'artiste-oculiste du Roi*. Mais le brevet ne lui en était pas encore expédié que c'était déjà un sujet de proscription.

Vers 1809, ayant terminé une statue équestre d'Henri IV haute de onze pouces, il se mit à fabriquer des yeux d'animaux et réussit aussi bien dans cette nouvelle entreprise que dans les précédentes. D'ailleurs, à en croire son neveu, il était doué d'une adresse naturelle qui le faisait triompher des dif-

(1) Louis-Marie Prudhomme, *Miroir de l'ancien et du nouveau Paris*. Paris, 1804.
(2) Hazard-Mirault, *Traité pratique de l'œil artificiel*. Paris, 1818, p. 209.

ficultés de presque tous les arts : il peignait avec facilité et goût, il savait manier le rabot et la lime et n'était pas étranger à l'art du tourneur.

Il était encore à l'apogée de ses succès quand il fut atteint d'une maladie de langueur qui l'enleva à l'affection de sa femme et de sa fille, le 15 septembre 1812, à l'âge de 54 ans.

François Hazard avait fait un élève en la personne de son neveu C. F. Hazard-Mirault. Ce dernier était son collaborateur depuis déjà dix ans au moment de sa mort.

Installé 17, rue du Faubourg-Poissonnière, sous le titre d'artiste-oculiste, Hazard-Mirault se fit bientôt une brillante situation : « Veuillez l'envoyer chercher, écrivait le baron Larrey à un de ses opérés, il vous satisfera : c'est le plus habile de Paris. »

Il était Chevalier de l'Ordre royal de la Légion d'honneur et se disait Membre de plusieurs académies et sociétés savantes littéraires et artistiques.

Pour certains auteurs comme Deval et Jaccoud, il fut en effet très habile et apporta de grands perfectionnements à son art : « Dans ses mains, dit Remy (1), l'œil artificiel prit les formes et des couleurs qui rappelaient en tout la Nature, au point que les médecins eux-mêmes pouvaient s'y méprendre. Il ne se borna plus à une simple peinture, mais il sut composer en relief et avec les teintes et la transparence nécessaires toutes les parties qui forment les parties visibles de l'œil. La pupille et l'iris étaient ainsi vus à travers une cornée transparente et à la profondeur voulue, ce qui rendait l'illusion complète. La forme des yeux de Hazard-Mirault rappelle beaucoup celle qu'on leur donne encore aujourd'hui. »

« Ce fut ce grand artiste, dit Spillmann (2), qui le premier réussit à faire des yeux d'émail représentant si exactement la nature que souvent on ne pouvait distinguer l'œil artificiel de l'œil sain. Ce fut lui qui le premier fit une cornée transparente et saillante séparée par une chambre antérieure réelle de l'iris. »

Enfin, comme Hazard-Mirault (3) le dit lui-même, « ce n'est

(1) Jaccoud, *Dictionnaire de médecine et de chirurgie pratiques*. Art. Œil artificiel. Signé : Rémy.
(2) Gaujot et Spillmann, *Arsenal de chirurgie contemporaine*. Paris, 1867, p. 3.
(3) Hazard-Mirault, *Traité pratique de l'œil artificiel*. Paris, 1818, p. 46.

plus une peinture appliquée sur un fond, et dont les effets combinés des clairs et des ombres rappellent à notre imagination la forme et les couleurs des objets qui nous environnent : c'est ici un organe représenté isolément, modelé et peint tout à la fois, dont toutes les parties qui le composent ont la couleur qui leur est propre, dont les couleurs superposées se réflètent les unes les autres comme dans l'œil naturel. »

A côté de ces opinions, il nous faut citer celles de Ritterich (1) et de Pansier (2), qui n'aperçoivent pas les progrès introduits dans notre art par Hazard-Mirault et qui lui refusent entre autres l'invention de la chambre antérieure dans la pièce artificielle.

Cependant il eut un mérite qu'il ne faut pas lui contester : il fut le premier auteur français à faire un traité de l'œil artificiel et ce livre, paru en 1818, nous intéresse encore. Ce n'est pas peut-être un travail très original ; en bien des points il n'est que la reproduction de la thèse de Haug ; l'auteur s'y décerne quelquefois des éloges peu discrets mais, nous le répétons, il fut le premier écrit dans notre langue sur ce sujet, et ce titre seul lui valut d'être souvent et abondamment reproduit. C'est enfin surtout grâce à Hazard-Mirault que nous connaissons la Dissertation de Haug qu'on ne trouve pas, en son édition originale, dans nos bibliothèques françaises. Il a cependant commis l'erreur de lui donner pour auteur Mauchart, qui présida cette thèse lorsque Haug la soutint. Tous ceux qui, après lui, ont analysé ou mentionné cette œuvre ont répété son erreur.

Entre autres anecdotes intéressantes, Hazard-Mirault (3) nous raconte qu'en juillet 1817, le docteur anglais Stack (que Boissonneau appelle Stark et Pansier Stork) lui présenta pour modèle d'yeux artificiels « une sorte de coquille en terre de faïence enduite d'émail blanc, semblable à la couverte de nos assiettes, au centre de laquelle un segment de sphère, destiné à représenter les couleurs de l'iris, superficiellement appliqué, et d'un brun rougeâtre, était sans point noir pour figurer la pupille, mais surmonté d'une goutte aplatie de cristal imi-

---

(1) Ritterich. *Das Kunstliche Auge*. Leipzig, 1852.
(2) Pansier, *Traité de l'œil artificiel*. Paris, 1895.
(3) Hazard-Mirault, *Traité pratique de l'œil artificiel*. Paris, 1818, p. 22.

tant la cornée. Sur les côtés antérieurs de cette pièce était gravé le nom et la fabrique à Dublin, etc... comme on voit les noms de Choisy et de Sceaux sur les faïences de ces endroits.

Au milieu du XIXe siècle, les deux spécialistes qui se disputèrent la suprématie de leur art à Paris furent Desjardins et Boissonneau.

De Desjardins de Morainville, installé 33, rue Traversière Saint-Honoré (1), nous savons peu de chose.

Son fils, le Dr Desjardins (2), qui exerçait 12, rue de Louvois (3), nous a laissé un article sur l'œil artificiel et quelques pages consacrées à la prothèse oculaire qu'il nomme *ophtalmoplastie* : « Par ophtalmoplastie, j'entends cet art réparateur qui a pour objet de modeler en émail une pièce de prothèse destinée à être introduite dans la paupière pour faire disparaître la difformité qui résulte de la perte de l'œil. » On n'a pas conservé ce vocable.

A la même époque exerçait à Paris un nommé Noël, demeurant 101, rue du Temple (3), fournisseur du Musée royal d'histoire naturelle. Nous n'avons pu trouver aucun autre renseignement sur lui.

Auguste Boissonneau, né à Saumur le 7e jour de messidor an X (26 juin 1802), fut d'abord émailleur verrier. Il habitait à ses débuts rue et hôtel de l'Ancienne intendance n° 8, à Tours. Un prospectus du temps, où il s'appelait artiste-oculiste, du nom de ses devanciers, indiquait qu'il fabriquait toute espèce d'yeux artificiels « tant humains que ceux des autres animaux en général ». Il fabriquait également « des tubes de sûreté à double colonne, appliqués à l'usage des vins nouveaux, enfin tout ce qui concerne l'art du modeleur en émail : chapelets, colliers, bracelets, etc..., il fabriquait aussi des croix d'ordre ». Enfin, en 1827, il avait, paraît-il, adressé à la constitution médicale du département d'Indre-et-Loire un instrument *pompe à vaccin*, propre à faciliter l'ascension du fluide dans les tubes à vaccin.

---

(1) DEVAL, *Chirurgie oculaire*. Paris, 1844, p. 332.

(2) DESJARDINS, Prothèse. Œil artificiel. *Bulletin de thérapeutique*, 1834 ; *Essai sur l'hydropisie, suivi de réflexions sur l'ophtalmoplastie*. Thèse Paris, 1837.

(3) *Annales d'Oculistique*, 1844, t. XI, p. 102.

C'est vers 1840, qu'installé 17, rue Neuve des Mathurins (1), il commença la publication d'une série de brochures sur sa spécialité (2).

En 1855, au moment de l'Exposition universelle de Paris, il donna à sa profession le nom d'*ocularistique*. Les Romains désignaient le fabricant d'yeux artificiels du nom de *faber ocularius* ou de *oculorum repositor* ; depuis Boissonneau, on l'appelle *oculariste*.

Auguste Boissonneau mourut à l'âge de 81 ans le 7 juillet 1883.

Pour compléter ces quelques notes, nous dirons que c'est seulement vers 1850 que Ritterich introduisit la fabrication des yeux en émail en Allemagne. Et cet auteur accueille avec joie les premiers essais satisfaisants des ouvriers de Prague, Saalfeld et Leipzig.

Jusque-là, Paris avait conservé en quelque sorte le monopole de la fabrication des yeux artificiels.

Voici les quelques renseignements que nos recherches nous ont permis de recueillir.

Ils sont sans doute insuffisants, mais il ne faut pas oublier que le premier ouvrage sur l'œil artificiel date seulement de 1750 et que tous les auteurs qui ont traité ce sujet avant cette date l'ont fait dans des termes si discrets et avec des descriptions si mesurées que nous éprouvons toujours mille difficultés pour étudier l'histoire de la prothèse oculaire à travers les âges.

---

(1) Deval, *Chirurgie oculaire*. Paris, 1844, p. 332.

(2) Parmi les articles de Boissonneau, nous citerons : *Mémoire sur la prothèse oculaire*. Paris, 1840 ; *Indications pathologiques à transmettre pour diriger par correspondance la fabrication des yeux artificiels humains*. Paris, 1842 ; Recherche sur l'histoire des yeux artificiels. *Annales de la Société de médecine de Gand*, 1843 ; *Rapport adressé à Guillaume II, roi des Pays-Bas, sur les suites déplorables de l'ophtalmie militaire*. Paris, 1844 ; *Yeux artificiels mobiles*. Paris, 1848 et 1849 ; *De la restauration de la physionomie chez les personnes privées d'un œil*. Paris, 1858 ; Des yeux artificiels chez les aveugles. *Annales d'Oculistique*, t. XXX, p. 146.

Imp. J. Thevenot, Saint-Dizier (Haute-Marne)

CONDITIONS DE PUBLICATION ET D'ABONNEMENT

Les **Annales d'Oculistique** paraissent régulièrement tous les mois, en un fascicule de 96 pages, et forment par an deux volumes, ensemble de plus de 1.000 pages.

Elles contiennent des travaux originaux et les analyses ou les comptes rendus de tout ce qui paraît en ophtalmologie dans tous les pays.

Toute publication adressée au Bureau des *Annales* sera annoncée et tout livre ou mémoire dont on enverra deux exemplaires sera analysé.

Pour tout travail original de 8 pages de texte ou plus, il sera fait un service de 50 exemplaires tirés à part.

Les Auteurs qui désireraient un plus grand nombre de tirés à part sont priés d'en avertir la rédaction aussitôt après la correction de leurs épreuves.

Les abonnements partent du 1er janvier de chaque année et ne sont reçus que pour l'année entière. A quelque date de l'année que soit pris l'abonnement, les abonnés recevront tous les numéros parus depuis le 1er janvier.

Le prix de l'abonnement est de **20 francs** par an pour la France et l'Etranger (frais de poste compris).

On s'abonne sans frais dans tous les bureaux de poste.

On s'abonne aussi en adressant à O. Doin et Fils, 8, Place de l'Odéon, à Paris, le montant de l'abonnement en un mandat-poste ou un chèque sur Paris.

Tout ce qui concerne la rédaction doit être envoyé au bureau du journal, 26, Boulevard Raspail, à Paris.

Les Abonnés sont instamment priés d'adresser à MM. O. Doin et Fils, 8, Place de l'Odéon, les réclamations au sujet des numéros du Journal qui ne leur seraient pas parvenus. Cette réclamation devra se faire au plus tard un mois après la publication du numéro qu'ils n'auraient pas reçu.

J. Thevenot, Saint-Dizier (Haute-Marne).

www.ingramcontent.com/pod-product-compliance
Ingram Content Group UK Ltd.
Pitfield, Milton Keynes, MK11 3LW, UK
UKHW020551230726
13925UKWH00006B/2537

9 782013 548984